Rufida Kamal Eldeen

Síndroma de hipermobilidade articular benigna em crianças sudanesas

Rufida Kamal Eldeen

Síndroma de hipermobilidade articular benigna em crianças sudanesas

ScienciaScripts

Imprint
Any brand names and product names mentioned in this book are subject to trademark, brand or patent protection and are trademarks or registered trademarks of their respective holders. The use of brand names, product names, common names, trade names, product descriptions etc. even without a particular marking in this work is in no way to be construed to mean that such names may be regarded as unrestricted in respect of trademark and brand protection legislation and could thus be used by anyone.

Cover image: www.ingimage.com

This book is a translation from the original published under ISBN 978-620-2-02134-0.

Publisher:
Sciencia Scripts
is a trademark of
Dodo Books Indian Ocean Ltd. and OmniScriptum S.R.L publishing group

120 High Road, East Finchley, London, N2 9ED, United Kingdom
Str. Armeneasca 28/1, office 1, Chisinau MD-2012, Republic of Moldova, Europe
Printed at: see last page
ISBN: 978-620-7-78786-9

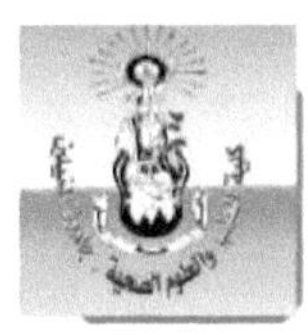 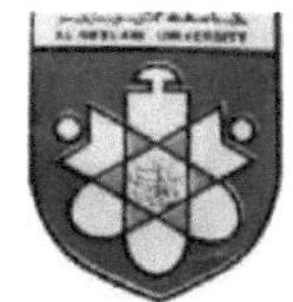

Universidade de El-Neelain

Faculdade de Medicina (Escola de Fisioterapia)

Departamento de Medicina Comunitária

Síndrome hipermóvel articular benigna em crianças sudanesas no Estado de Cartum de novembro de 2011 a maio de 2012

por:

Rufida Said Thabet Kamal Eldeen

Fisioterapeuta

Supervisão por:
Dr. Fathelrahman ELAhmed
CABP, MRCP
Dr. Mohammad Diab Hussein

يَرْفَعِ اللَّهُ الَّذِينَ آمَنُوا مِنْكُمْ وَالَّذِينَ أُوتُوا الْعِلْمَ دَرَجَاتٍ ۚ وَاللَّهُ بِمَا تَعْمَلُونَ خَبِيرٌ (١١)

صدق الله العظيم

سورة المجادلة

Dedicação

Para a minha mãe, o meu pai, a minha irmã e o meu marido Vocês tornam a minha vida melhor, agradável e guiam-me para o sucesso

Rufida Said Thabet

Agradecimentos

Antes de mais, gostaria de me ajoelhar para agradecer a ALLAH, o mais benéfico, que me permitiu realizar este trabalho, como parte da sua generosa ajuda ao longo da vida.

Estou profundamente grato ao Dr. Fathelrahman ELAhmed, professor de pediatria na Universidade de El Neelain - Sudão, e ao Dr. Diab Hussian, professor de pediatria na Universidade de Dongola - Sudão, pelo seu grande apoio e conselhos que me deram a confiança e o incentivo para iniciar e concluir este estudo da melhor forma possível.

Finalmente, agradeço aos meus pais, à minha família e a todas as crianças, aos seus pais e a todos os que me ajudaram e apoiaram ao longo do meu trabalho. Peço a ALLAH que me perdoe por quaisquer falhas ou esquecimentos neste estudo.

Rufida Said Thabet Kamal El- deen

Resumo

Antecedentes:

A hipermobilidade articular (JH) define-se como laxidez ligamentar, deve-se a uma perturbação genética primária das proteínas da matriz do tecido conjuntivo. Além disso, está altamente associada ao risco de lesão dos tecidos moles, dor crónica generalizada e doença degenerativa precoce. O objetivo deste estudo é avaliar a frequência de síndromes de hipermobilidade em crianças sudanesas e o conhecimento das mães sobre a doença, a morbilidade e a importância do tratamento.

Metodologia:

Trata-se de um estudo transversal descritivo de base hospitalar realizado em 4 hospitais no estado de Cartum, no Sudão, em (novembro de 2011/maio de 2012), seleccionando aleatoriamente 100 crianças com idades compreendidas entre os 3 e os 13 anos, atendidas no ambulatório ou admitidas no hospital, nomeadamente acima, que recebem o questionário sobre informações gerais sobre a criança e a mãe, bem como sobre a medição clínica pelos critérios de Brighton e a pontuação de Beighton.

Resultados:

As crianças sofriam de síndroma hipermóvel benigna (SHBJ) de acordo com a classificação de Beighton (63%), enquanto 56% das crianças sofriam de SHBJ de acordo com os critérios de Brighton. Além disso, 45% das mães aperceberam-se da SHBJ, enquanto 9% das mães consideraram os sintomas.

Conclusão:

As síndromes de hipermobilidade são comuns nas crianças sudanesas e o fraco conhecimento sobre esta doença pode levar a um atraso no diagnóstico e na aplicação do tratamento.

ÍNDICE DE CONTEÚDOS

INTRODUÇÃO

Síndrome de hipermobilidade (HMS) A síndrome de hipermobilidade articular é uma condição clínica altamente hereditária caracterizada por um aumento da distensibilidade das articulações em movimentos passivos e hipermobilidade em movimentos activos [4].

A HMS foi descrita pela primeira vez por Kirk et al. [2] como uma condição patológica caracterizada por HJ e queixas músculo-esqueléticas. Mais tarde, a HMS foi rebaptizada de síndrome de hipermobilidade articular benigna (BJ HS) [5].

É reconhecida pelos reumatologistas, mas raramente tem sido discutida na subespecialidade ortopédica e só recentemente foi descrita pelos fisioterapeutas. [1]

É um problema generalizado [6], a sua prevalência na população em geral parece variar entre 10% e 15% e é mais comum nas mulheres do que nos homens [4], os sinais e sintomas da SCE são comuns entre os doentes atendidos em clínicas de fisioterapia ortopédica; além disso, pode passar despercebida durante o tratamento de articulações ou tecidos individuais que causam dor. [1]

Alguns problemas têm sido associados à hipermobilidade desde o nascimento, como a luxação congénita da anca, a hipotonia e o atraso no desenvolvimento motor [38].

O método habitualmente utilizado para testar se o doente consegue efetuar uma série de manobras (pontuação de Beighton) [39].

OBJECTIVO

❖ <u>OBJECTIVO GERAL:</u>

Estudar a frequência da síndrome de hipermobilidade nas crianças sudanesas

❖ <u>OBJECTIVO ESPECÍFICO:</u>

a. Avaliar os conhecimentos da mãe sobre a doença, a morbilidade e a importância do tratamento

b. Identificar a atitude da mãe para proporcionar uma alimentação saudável estilo de vida para os seus filhos

REVISÃO DA LITERATURA

A síndrome de hipermobilidade articular (HS) é definida como uma doença hereditária [1], foi reconhecida como uma patologia distinta em 1967, identificada por vários nomes como "síndrome de hipermobilidade (HMS)", "síndrome de hipermobilidade articular", "síndrome de hipermobilidade articular" e "síndrome de articulação hipermóvel benigna" [2], e apresenta-se por laxidez articular [3] em movimentos passivos e activos [4], quer numa única articulação quer em múltiplas articulações [1,5].

Caracteriza-se pela ocorrência de múltiplos problemas músculo-esqueléticos em indivíduos hipermóveis que não têm uma doença reumatológica sistémica [1].

É um problema muito difundido no mundo [6], que aumenta entre as crianças [5]. A sua prevalência na população em geral situa-se entre 10% e 15% [4], sendo também mais comum nas mulheres do que nos homens [4,5] e mais frequente na população asiática do que na africana [7].

O estado hormonal ou o treino físico podem aumentar o aparecimento de hipermobilidade articular [7, 8].

Foi associada ao envolvimento de outros órgãos devido à estrutura anormal do colagénio herdado noutros locais [9]; tais como

- Associação entre prolapso da válvula mitral e hipermobilidade benigna das articulações, mas enfatizam que muitos pacientes com prolapso da válvula mitral não têm nenhuma anormalidade do tecido conjuntivo clinicamente aparente fora do coração [41].

A síndrome de hipermobilidade articular foi encontrada em 67,7% dos doentes com perturbações de ansiedade, mas apenas em 10,1% dos indivíduos de controlo psiquiátrico e 12,5% dos indivíduos de controlo médico. Com base na investigação de Martin em 1998, os doentes com perturbações de ansiedade tinham mais de 16 vezes mais probabilidades de ter laxidez articular do que os indivíduos de controlo. Estes resultados não se alteraram quando se teve em conta a presença de prolapso da válvula mitral. Dos doentes com perturbações de ansiedade, aqueles que tinham síndrome de hipermobilidade articular eram mais jovens e mais frequentemente mulheres e tinham um início mais precoce da perturbação do que aqueles sem síndrome de hipermobilidade articular [4].

- Varizes [1].

- Miopia [1].

- Infecções recorrentes do trato urinário [1].

-Asma [1]

- Artralgia episódica juvenil [11].

A maioria das crianças é assintomática [11], mas os sintomas mais comuns nas crianças são:
Inflamação das articulações [2].

- A dor músculo-esquelética foi mais frequentemente referida na região lombar (16,3%), no
ombro (9,6%) e na parte superior das costas (9,4%),

pescoço (8,9%), joelho (8,7%) e tornozelo/pé (6,8%), enquanto 4,7% e 4,3% referiram dor
crónica regional e dor crónica generalizada, respetivamente [8], esta dor refere-se a lesões
menores ou repetitivas devido a exercício excessivo que provocam tensão nas estruturas
musculotendinosas ou ligamentares, normalmente nos membros inferiores, que se notam à noite
[38]

- Fadiga, frequentemente com redução da tolerância ao exercício físico [12].

- Dores de cabeça, devido a espasmos do músculo trapézio e má postura sentada [13], contusões
fáceis [13].

- Clique nas articulações [13].

- Redução da força do núcleo [13]

- O controlo da motricidade fina pode ser afetado [13], a criança precisa de utilizar
excessivamente a mão na idade escolar para escrever à mão, o que provoca dor e fadiga na
mão, no pulso ou no antebraço [38].

- Dor abdominal com ou sem disfunção da bexiga e do intestino, mas a sua proporção é pequena
[13].

BJHS associações raras com;

- Síndrome de taquicardia postural ortostática (potes) [13].

- Hérnia: estudos efectuados em crianças com hérnia mostraram que estas apresentam uma prevalência aumentada da pontuação de Beighton de 4 ou mais em comparação com a população em geral [14].
- O estudo que avaliou a relação entre a mobilidade articular e o prolapso genital, comparou a mobilidade articular de 76 mulheres com prolapso genital com a de um grupo de controlo sem prolapso, com a mesma idade e paridade. O número de pacientes com articulações hipermóveis e os scores de mobilidade total foram mais elevados no grupo do prolapso genital (p<0-005), que também apresentou mais queixas articulares e o dobro da prevalência de lombalgia quando comparado com o grupo de controlo [44].

    Os prolapsos dos órgãos pélvicos (POP) e a disfunção sexual são mais graves nas mulheres com síndroma de hipermobilidade articular benigna (HS BJ) do que na população normal[45].
- Aos 50 anos de idade, as características comuns são alterações de osteoartrite nos joelhos, pinos e dedos, com uma redução progressiva da mobilidade [16].
- Luxação articular recorrente; luxação da patela, do cotovelo e do ombro e luxação congénita da anca [15].

- Ângulo anormal do pé [17]. A dor no pé e tornozelo, a sua prevalência na população em geral parece variar entre 10% e 15%, e é mais comum nas mulheres do que nos homens [38].
- A escoliose e a deformidade postural [16]. dor nas costas, particularmente na adolescência, o sintoma é frequente a partir dos 10 anos de idade. O adolescente típico tem uma lordose lombar exagerada e cifose torácica compensada, ombro arredondado, espondilólise ou espodilolitíase [38].
- Anomalia da pele [16]. De acordo com o estudo de Kobayasi de 2006, a anormalidade da fibra elástica foi reconhecida na derme reticular do cotovelo. A síndrome de Ehlers-Danlos e a síndrome hipermóvel não revelaram qualquer anomalia específica, mas a degeneração foi mais intensa do que no controlo. A anomalia da síndrome de Marfan foi a degeneração das microfibrilhas elásticas e da superfície da matriz, enquanto a Osteogénese Imperfeita se caracterizou por uma quantidade excessiva de matriz. A homocisteinúria revelou numerosas microfibrilhas. A anormalidade ultra-estrutural serviu de base para estudos sobre a histopatologia e a biologia da fibra elástica [43].
- Dor articular recorrente e efusão [18], e poliartrite inflamatória: sinovite [2].

Além disso, as pequenas proporções de doentes têm uma das doenças mais graves, como

- Síndrome de Ehlers - Danlos [9]. O tipo hipermóvel de Ehlers

  - A síndrome de Danlos (hEDS) é uma doença hereditária do tecido conjuntivo. É descrita maioritariamente em pessoas com queixas músculo-esqueléticas, incluindo hipermobilidade articular, subluxação/deslocações articulares, bem como manifestações de parentesco e de frequência. Muitos doentes referem dor relacionada com a atividade e alguns passam a ter dor diária [40].

- A síndrome de Marfan [9], (MFS) é uma doença autossómica dominante do tecido conjuntivo que envolve os sistemas cardiovascular, esquelético e ocular, o tegumento, os pulmões e a dura-máter. As manifestações cardinais incluem aneurisma e dissecção da aorta, deslocação da lente ocular e crescimento excessivo dos ossos longos. Em 90- 93% dos casos [34].

- A osteogénese imperfeita [9] é um grupo de doenças órfãs caracterizadas por um grau variável de fagilidade do esqueleto, com diferentes tipos de autossómica dominante e recessiva com base em achados clínicos e radiográficos [35,36].

A laxidez articular generalizada afecta até 40% dos jovens adolescentes e a sua prevalência diminui com a idade. Afecta mais as raparigas do que os rapazes; as crianças de etnia asiática são mais hipermóveis do que as de etnia caucasiana. [19, 20] A maior parte dos relatos são da literatura reumatológica [2], muitas crianças com pontuações elevadas não são sintomáticas [21,22,23].

Diagnóstico

A avaliação clínica da hipermobilidade não requer equipamento especial [11], sendo normalmente avaliada por:

A pontuação de Beighton, concebida na África do Sul [4,8], é um sistema de pontuação de 9 pontos para quantificar o laxismo e a hipermobilidade articulares. Uma pontuação mais elevada equivale a um maior laxismo articular [24]. Ele excluiu as outras doenças genéticas associadas à HJ [2].

- Os critérios de Brighton, que incluíam tanto achados subjectivos como objectivos, também incluíam as doenças graves com hipermobilidade, como a síndrome de Ehlers-Danlos (EDS), a síndrome de Marfan (MF) e a Osteogénese Imperfeita (OI). Os critérios de Brighton aceitaram o diagnóstico para incorporar o sistema de pontuação de Beighton, em combinação com a presença de sintomas persistentes. Requer dois critérios maiores ou um maior e dois menores, na ausência de diagnóstico de síndromes de Ehlers-Danlos ou de Marfan.

Dois critérios menores são considerados suficientes para o diagnóstico se estiver claramente afetado[3].

Tratamento

O processo de tratamento é normalmente longo, pelo que depende sobretudo da educação do doente e da família e da facilitação de modificações do estilo de vida e do comportamento de acordo com o plano [25]. A gestão da dor nas articulações inclui frequentemente: educação e aconselhamento sobre o estilo de vida, modificação do comportamento, terapia manual ou sessões de fisioterapia, incluindo modalidades, modificação da atividade, exercícios de alongamento e fortalecimento da articulação afetada e tratamento manipulativo osteopático [18]. O progresso é frequentemente lento e dificultado por contratempos físicos e emocionais [25]. Os exercícios no Supervisor necessários para melhorar a estabilidade articular e a propriocepção continuam a ser a base do tratamento [26].

METODOLOGIA

Estudar a Aiea e a população

Este é um estudo transversal descritivo de base hospitalar, em cem crianças, realizado em 4 hospitais no estado de Cartum: J afer Ibn Owf, Departamento Pediátrico do Hospital Militar, Hospital Saad Abo alilaa e Clínica Dentária da Universidade al-Neelain no estado de Cartum, de novembro de 2011 a maio de 2012.

Critérios de inclusão e exclusão

Todas as crianças, com idades compreendidas entre os 3 e os 13 anos, de ambos os sexos, atendidas na consulta externa ou internadas no hospital anteriormente referido.

Testes e medições

Adoptámos a medição através de um questionário e de um exame clínico. O questionário aborda informações gerais sobre a criança e a mãe, a história clínica da criança e o conhecimento sobre a hipermobilidade, enquanto a medição do exame clínico é efectuada através de duas pontuações: Em primeiro lugar, o sistema de pontuação de Beighton, que é a versão antiga do sistema de pontuação de Carter & Wilkinson, é um sistema simples e validado utilizado para quantificar a laxidez e a hipermobilidade articulares [2]; em segundo lugar, os critérios de Brighton. Os critérios de Brighton revistos de 1998 foram validados em adultos para o diagnóstico de HS de BJ [42], sendo utilizados para o diagnóstico na presença de dois critérios principais, um critério principal e dois critérios secundários, ou quatro critérios secundários.

Os critérios são os seguintes [3]:

<u>Critérios principais: [3]</u>

- Pontuação de Beighton igual ou superior a 4.

- Artralgia há mais de 3 meses em mais articulações.

<u>Critérios menores: [3]</u>

- Pontuação de Beighton de 1-3.

- Artralgia há mais de 3 meses numa a três articulações.

- Dor nas costas há mais de 3 meses.

- A espondilose / espondilólise é / espondilolistese.

- Dislocação/subluxação de mais do que uma articulação, ou numa articulação mais do que uma vez.

- Mais de três doenças inflamatórias dos tecidos moles (por exemplo, tenossinovite, epicondilite).

- Hábito marfanóide (alto, magro, relação envergadura/altura >1,03, aracnodactilia, relação segmentos superiores/inferiores <0,89.

- Pele estriada, pele fina, pele hiperextensível, cicatrizes papiráceas.

- Pálpebras caídas, miopia ou inclinação antimongolóide.

- Varizes, hérnias e lapsos orterino-rectais.

Tabela(l):

Beightontest

Joint	Finding	Pts
Left little finger	Passive dorsiflexion beyond90°1	Passive dorsiflexion< =90° 0
Right little finger	Passive dorsiflexion beyond 90°1	1 Passive dorsiflexion< =90° 0
Left thumb	Passive dorsiflexion to flexor aspect of forearm1	Cannot passively dorsiflex thumb to flexor aspect of forearm 0
Right thumb	Passive Dorsiflexion to Flexor aspect of forearm 1	Cannot passively dorsiflex thumb to flexor aspect of forearm 0
Left elbow	Hyperextend beyond 10°1	Extends < =10°0
Right elbow	hyperextend beyond 10o	1 Extends < =10°0
Left knee	Hyperextend beyond 10°	1 Extends < = 10°
Right knee	Hyperextend beyond 10°	1 Extends < =10°
Trunk flexion with knees fully extended Palms and hands	can rest flat Palms and hands on the floor 1	cannot rest flat Palms and hands on the floor0

Análise de dados

A análise estatística dos dados foi efectuada utilizando o software SPSS para estatísticas médicas. Foi também utilizada a análise descritiva para analisar as amostras. Para examinar a significância, foi utilizado o teste (t). O nível de significância foi fixado em (p< 0,05).

Considerações éticas

A investigação está em conformidade com os princípios éticos da investigação médica desenvolvidos pela Declaração de Helsínquia da Associação Médica Mundial. O Comité de Investigação (Universidade de El-Neelain) concedeu autorização ética e os pais das crianças deram o seu consentimento antes do preenchimento do questionário.

RESULTADOS

100 casos, do sexo masculino =43, crianças com menos de 5 anos =6 e 37 com mais de 5 anos, do sexo feminino =57 crianças com menos de 5 anos =16 e 41 com mais de 5 anos, com idades compreendidas entre (3_13) anos) participaram neste estudo. As crianças tinham (HMS) de acordo com a pontuação de Beighton 63%, enquanto 56% das crianças de acordo com os critérios de Brighton.

Figura(I):

= distribuição das crianças com síndrome de hipermobilidade de acordo com a pontuação de Beighton.

= distribuição das crianças que não tinham síndrome de hipermobilidade de acordo com a pontuação de Beighton.

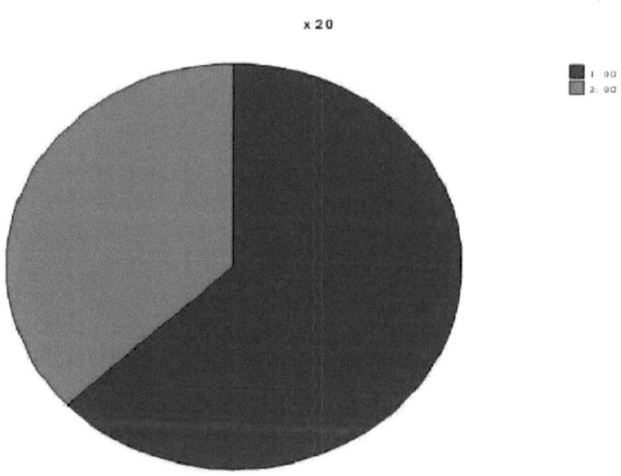

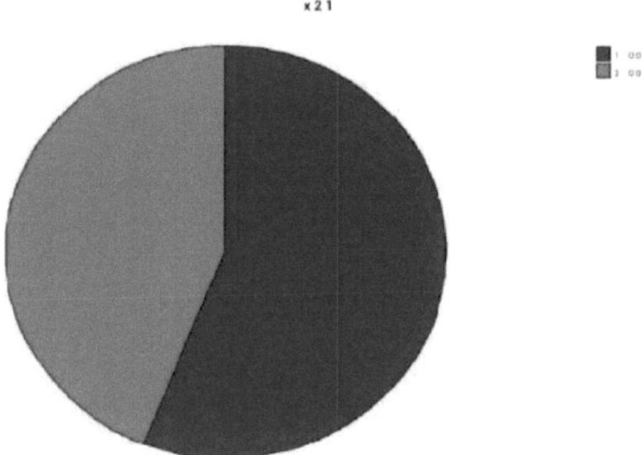

Cor azul = distribuição das crianças com síndrome de hipermobilidade de acordo com os critérios de Brighton.

Cor verde= distribuição das crianças que não tinham síndrome de hipermobilidade de acordo com os critérios de Brighton.

<u>**Tabela (2):**</u>

Demonstração das crianças afectadas de acordo com a sua idade e sexo

<table>
<tr><td colspan="3"></td><td colspan="3">Children affected by HMS by Beighton score</td></tr>
<tr><td colspan="3">Gender of children</td><td>Affected children</td><td>Not affected children</td><td>Total</td></tr>
<tr><td rowspan="3">Male</td><td rowspan="2">Age</td><td>Less than 5</td><td>2</td><td>4</td><td>6</td></tr>
<tr><td>Above than 5</td><td>24</td><td>13</td><td>37</td></tr>
<tr><td colspan="2">Total</td><td>26</td><td>17</td><td>43</td></tr>
<tr><td rowspan="3">Female</td><td rowspan="2">Age</td><td>Less than 5</td><td>11</td><td>5</td><td>16</td></tr>
<tr><td>Above than 5</td><td>26</td><td>15</td><td>41</td></tr>
<tr><td colspan="2">Total</td><td>37</td><td>20</td><td>57</td></tr>
</table>

<u>**Figura (III):**</u>

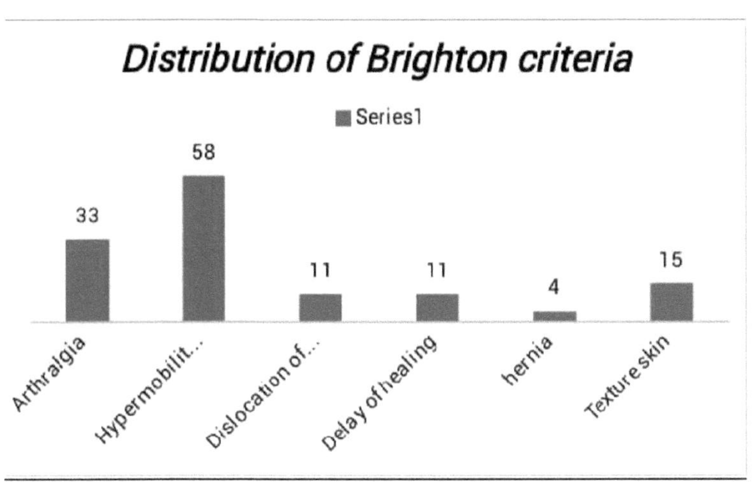

Tabela (3):

Mostra que a percentagem de crianças tinha critérios maiores e menores

Criteria	Affected children	Unaffected children
Pain after play for long period	58.9%	40.9%
Pain after play for long period	41%	59%
Laxity joints	100%	11%
No laxity joints	0%	88%
Hernia	7%	11%
No hernia	92.7%	88%
Delayed wound heeling	19.6%	11%
No delayed wound heeling	80.3%	88%
Abnormal skin texture	26.7%	9%
Normal skin texture	73.2%	81%
J oint dislocation	19.6%	11.3%
No jointdis location	80.3%	88%

Figura (IV):

Demonstração da percentagem de crianças com síndrome de hipermobilidade de acordo com os critérios maiores e menores de Brighton

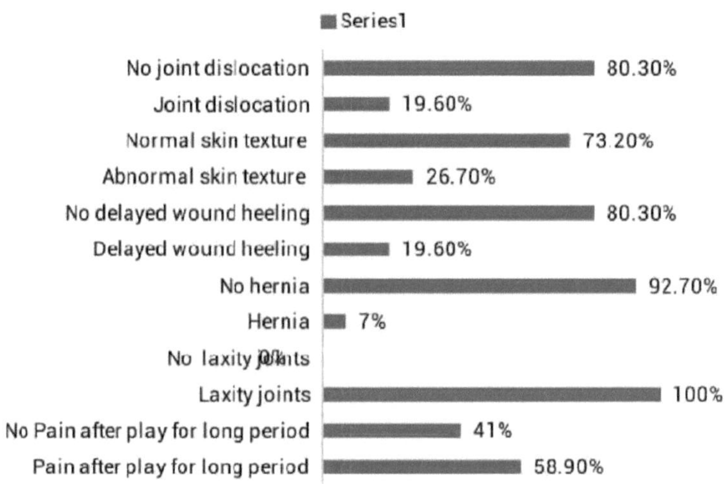

Tabela (4):
Mostrar a percentagem de mães sensibilizadas e interessadas em (HMS)

Mother's awareness	Frequency
Number of mothers considered to HMS	45%
Number of mothers who did not considered HMS 55% Total	100
Mothers think the hypermobility syndrome is a disease	9%
Mother don't think the hypermobility syndrome is a disease	91%
Total	100

Figura (V):

O peic ento das mães conscientes e interessadas (HMS)

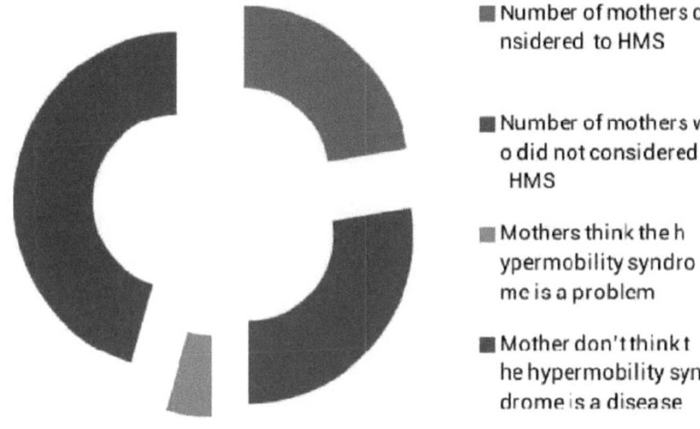

DISCUSSÃO

No estudo atual, 100 crianças foram avaliadas pela pontuação de Beighton e pelos critérios de Brighton para diagnosticar a HJ S. Os resultados mostram que 63% das crianças avaliadas pela pontuação de Beighton tinham J H, enquanto 56% das crianças avaliadas pelos critérios de Brighton tinham J H e 56% das crianças avaliadas pelos critérios de Brighton tinham BJ HS. Além disso, a artralgia era uma caraterística comum em 58%, seguida de 26,7% de anomalias da textura da pele, 19,6% de deslocação das articulações e 7% de atraso na cicatrização de feridas e 7% de hérnia. Além disso, 45% das mães aperceberam-se da frouxidão das articulações dos seus filhos, enquanto apenas 9% das mães que consideraram os sintomas

O nosso resultado é apoiado por Clark e seus colaboradores. O seu estudo teve como objetivo investigar a prevalência de dor crónica generalizada (DCG) e as características neurofisiológicas alargadas relatadas por um grupo de doentes com dor crónica generalizada. Métodos: Participaram no estudo 90 doentes com EHJ, diagnosticados de acordo com os critérios de Brighton, e 113 voluntários saudáveis sem dor músculo-esquelética: A dor crónica generalizada foi relatada por 86% dos doentes com SHJ [27], tal como foi relatado num grande estudo realizado no Reino Unido, em que a combinação de hipermobilidade articular (SHJ) e dor crónica generalizada, que é típica de muitos doentes com SHJ, foi encontrada em 3% da população geral [28]. Os doentes assintomáticos raramente eram diagnosticados, enquanto os que apresentavam sintomas eram frequentemente mal diagnosticados [29].

Também o resultado de Remvig em 2007 mostrou que o principal critério de BJ HS é a artralgia, que é o principal componente da alegada hipermobilidade

- Além disso, a dor domina a vida de muitos doentes com síndromes de hiperlaxidez, mais frequentemente a Síndrome de Hipermobilidade Articular Benigna", foi demonstrada na investigação gerahame em 2000 [31]

Por outro lado, hakim e gerahame, em 2004, e gerahameR, em 2008, discutiram o facto de a síndrome de hipermobilidade articular (SHJ) ser muito frequente nas clínicas de doenças músculo-esqueléticas, mas o diagnóstico era muitas vezes ignorado, enquanto a prevalência real da SHJ era desconhecida [32, 33]. Não foram efectuados estudos sobre a população em geral ou outros estudos com amostras de dimensão suficiente para estimar com precisão a prevalência da SHJ [6].

Também apoiados por remvig e a sua colagem, encontraram provas empíricas consideráveis que apoiam uma maior prevalência de hipermobilidade entre crianças, mulheres e certos grupos raciais. Dois instrumentos de avaliação clínica comummente utilizados, os critérios de Carter e Wilkinson (>ou= 3 testes positivos em 5) e o método de Beighton (>ou= 4 testes positivos em 9), são as fontes destes dados. A BJ HS é diagnosticada através de um conjunto de critérios maiores e menores - uma combinação de sintomas e achados objectivos - que incluem Artralgia, dor nas costas, espondilose, espondilólise/espondilolitíase, luxação/subluxação articular, reumatismo dos tecidos moles, O seu resultado clínico demonstrava que a artralgia, o critério principal proposto pela BJ HS, era um componente importante dos alegados problemas relacionados com a hipermobilidade. Em contrapartida, não há provas claras de que os critérios de diagnóstico menores propostos pela BJ HS estejam associados a problemas relacionados com a hipermobilidade. Uma correlação empírica entre hipermobilidade e osteoartrite é possível, mas até à data não foi comprovada. Não existem estudos controlados e aleatórios sobre os efeitos dos tratamentos existentes [37].

Conclusão

De acordo com os meus resultados, as síndromes de hipermobilidade são comuns nos sudaneses, a artralgia é uma manifestação comum e também constatámos que a falta de sensibilização das mães leva a um atraso no diagnóstico e na aplicação do tratamento.

Recomendações

É necessário efetuar mais estudos sobre a SHJ e aumentar a sensibilização da comunidade e dos médicos para diminuir a taxa de complicações.

Anexos

Dedos hipermóveis

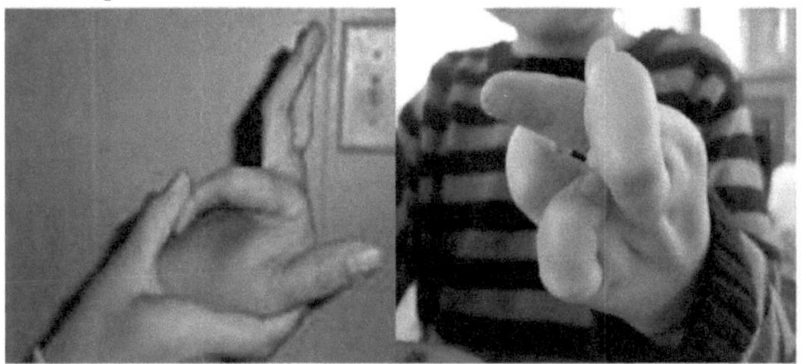

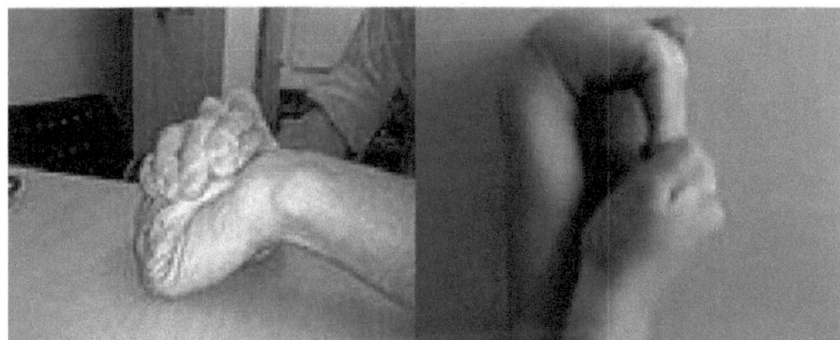

Polegar hipermóvel

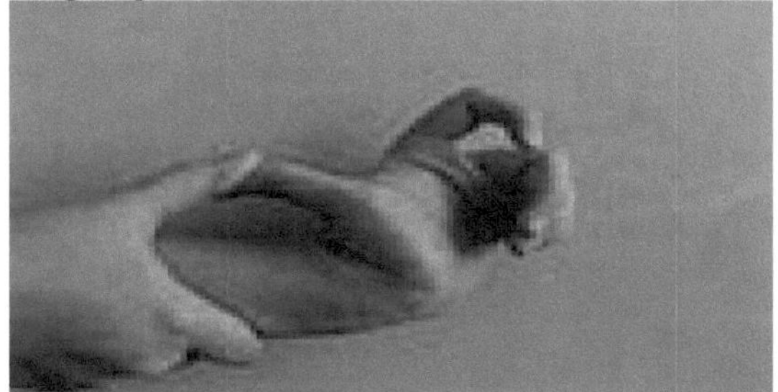

Hipermobilidade da articulação do tornozelo

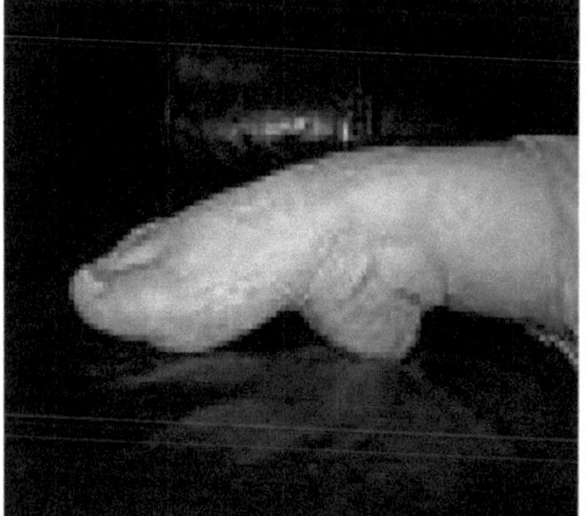

Ombro hipermóvel

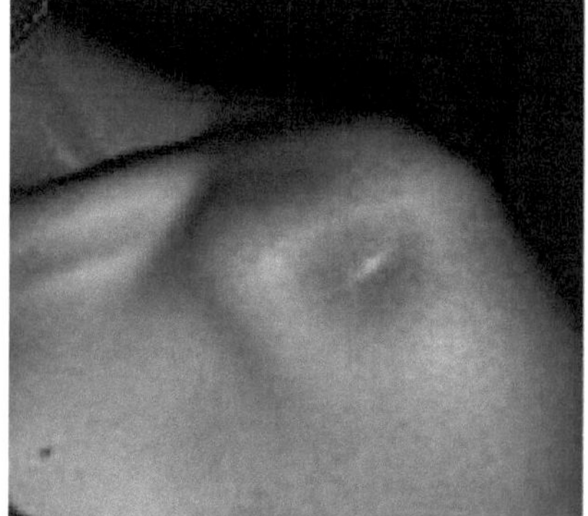

Cotovelos com hipermobilidade

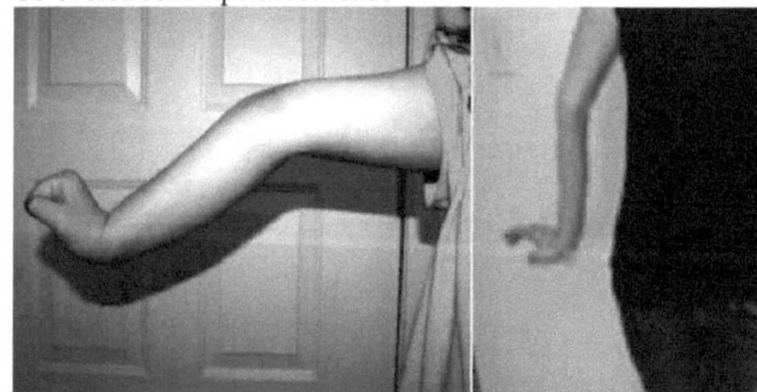

Escápula hipermóvel

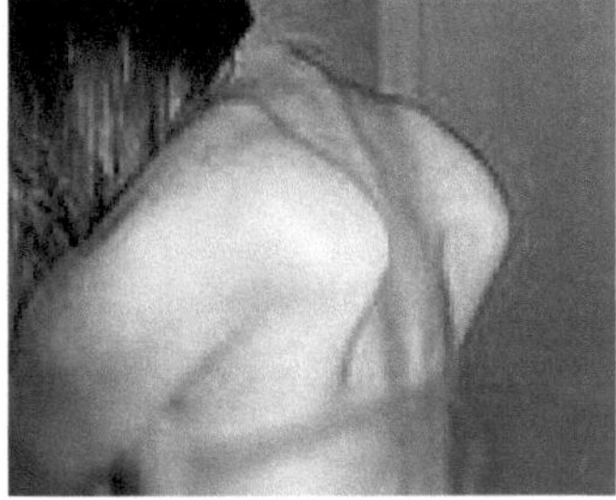

Efeito da síndrome de hipermobilidade na pele

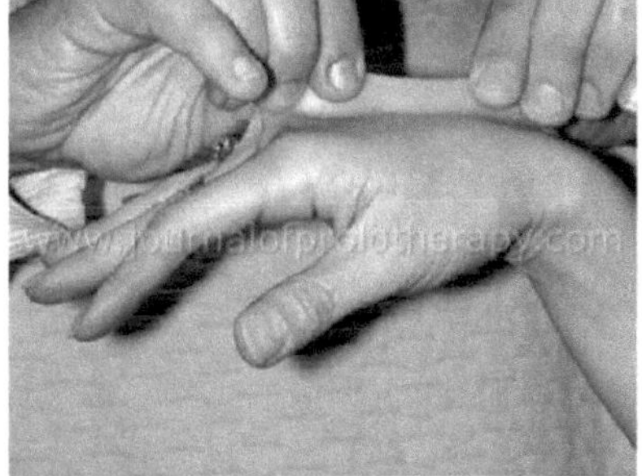

***Tipo de teste para diagnóstico da síndrome de hipermobilidade

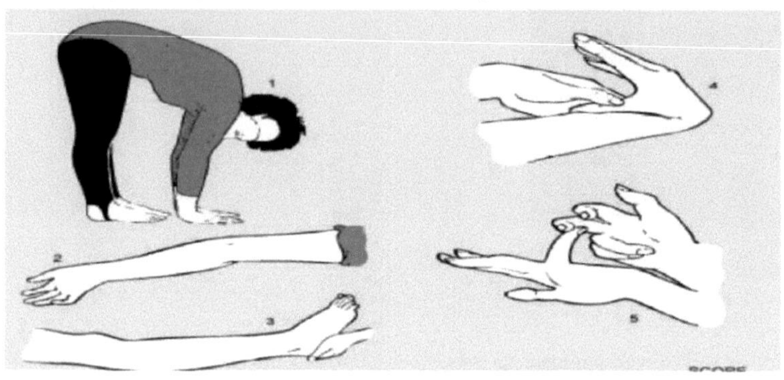

Starting Position 1

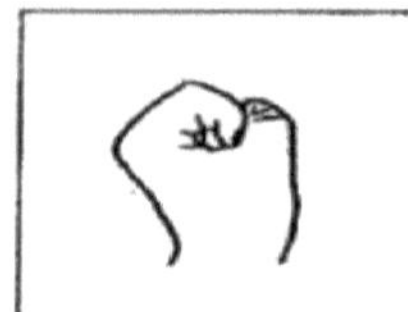

Wrist in neutral, fingers and thumb in flexion

Position 2

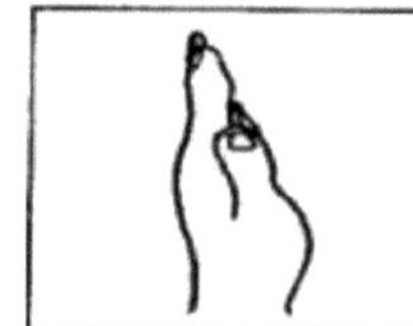

Wrist in neutral, fingers and thumb extended

Position 3

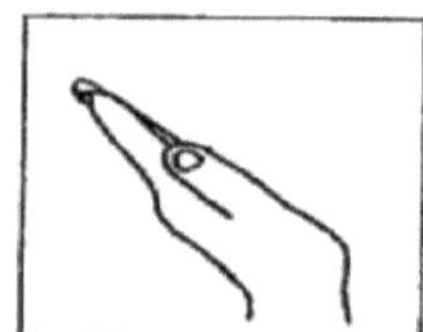

Thumb in neutral, wrist and fingers extended

Position 4

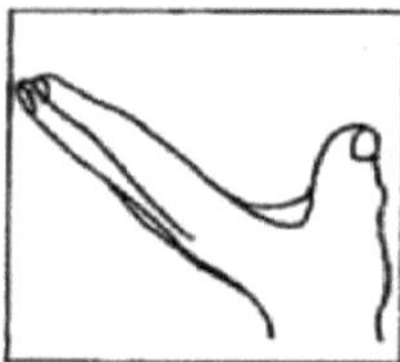

Wrist, fingers and thumb extended

Position 5

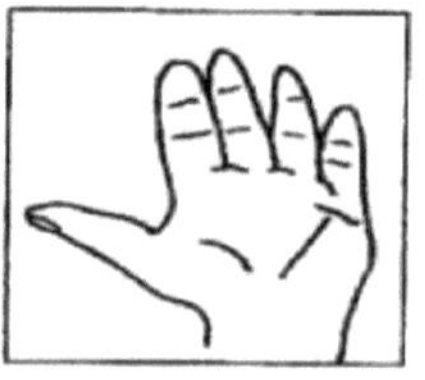

Same as in position 4, with forearm in supination (palm up)

Position 6

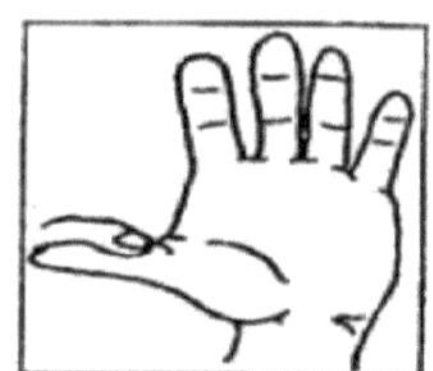

Same as position 5, other hand gently stretching thumb

Questionário apresentado pelos pais das crianças

Síndrome de hipermobilidade em crianças sudanesas

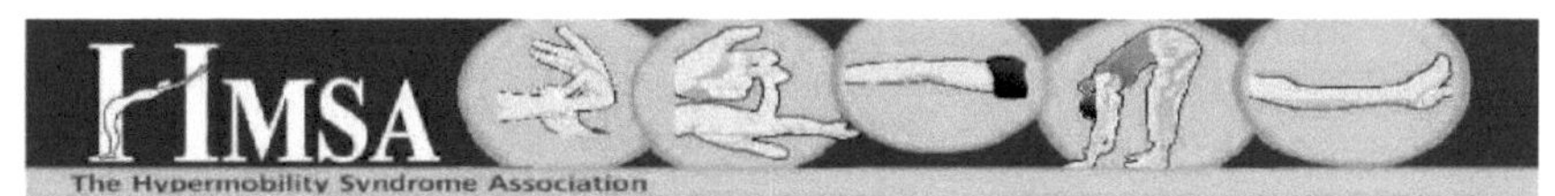

1.   Gender

      Male   Female

2.   Age

      Less than 5   more than 5

3.   No of children in family :

          One   more than 1

4.   Movement of child

              Less active   normal   more active

5.   He / she can do difficult movement when compare with their

          Yes   No

6.   J oint movement is more than normal

                          Yes   no

7.   When you notice that

          After 5 Y   before 5 Y

8.   J oint pain after playing

      Yes   NO

9.   He / she need to massage or pain killer

                  Yes   No

10. How many joint are painfully

              More than 4   less than 4

11.   How you treat

              Massage   drugs

12.   J oint swelling

              Yes   No

13. Suffer from dislocation

    Yes   No

14. Suffer from repeated dislocation

        Yes   No

15. Need to prolonged time for healing

        Yes   No

16. Suffer from hernia

        Yes   No

17. Skin texture is it

    Normal   soft

18. Is it a problem in your opinion

        Yes   No

19. If you think is a problem you well go to doctor

        Yes   No

REFERÊNCIAS

1.   Soyucen, E. &Esen, F., 2010. Síndrome de hipermobilidade articular benigna: Uma causa de asma infantil? Medical Hypotheses, 74, pp.823- 824.
Disponível em: http:// dx.doi.org/10.1016/j.mehy.2009.12.004.

2.   Everman, D.B. & Robin, N.I I., 1998. Síndrome de hipermobilidade. Pediatrics in review /American Academy of Pediatrics, 19(4), pp.111117.

3.   Grahame, R., 2009. Dor na síndrome de hipermobilidade articular.

Current Painand Headache Reports, 13(6), pp.427-433.

4.   Martín- Santos, R. et al., 1998. Associação entre a síndrome de hipermobilidade articular e a perturbação de pânico. The American journal of psychiatry, 155(11), pp.1578- 83. Disponível em: http:/ / www.ncbi.nlm.nih.gov/ pubmed/ 9812121.

5.   Juul-Kristensen, B. et al., 2007. Reprodutibilidade interexaminadores de testes e critérios para hipermobilidade articular generalizada e síndrome de hipermobilidade articular benigna. Rheumatology, 46(12), pp.1835- 1841.

6.   Fikree, A., Aziz, Q. & Grahame, R., 2013. Síndrome de hipermobilidade articular. Clínicas de Doenças Reumáticas da América do Norte, 39(2), pp.419-430.

7.   Hakim, A.J. et al., 2004. The Genetic Epidemiology of Joint Hypermobility A Population Study of Female Twins (A epidemiologia genética da hipermobilidade articular: um estudo populacional de gémeas). , 50(8), pp.2640- 2644.

8.   Tobias, J.H. et al., 2013. A hipermobilidade articular é um fator de risco para a dor músculo-esquelética durante a adolescência - Conclusões de um estudo de coorte prospetivo, 65(4), pp.1107-1115.

9.   Bird, HA, 2007. Hipermobilidade articular. Musculoskeletal Care, 5, pp.4- 19.

10.   El- Shahaly, HA & El- Shenl, A.K., 1991. A síndrome de hipermobilidade articular benigna é benigna? Clinical Rheumatology,10(3),pp.302-307.

11.   Beighton, P.,Grahame, R.& Bird, H, 2013.

Hipermobilidade das articulações,

12.   R.,G.&AJ.H, 2008. Hipermobilidade. Opinião Atual em Reumatologia. Disponível em:

http://ovidsp.ovid.com/ovidweb.cgi? T=J S &PAGE=reference &D=emed8&NEWS =N&AN=2008116660.

13.   Ross J , Grahame R, Síndrome de Hipermobilidade Articular BMJ 2011; 342 c7167 (Publicado em 20 de janeiro de 2011)

14.   J Res Med Sci. 2013 Oct; 18(10): 904- 905. Síndrome de hipermobilidade articular benigna em crianças com hérnia inguinal MasoudNazem, PeymanMottaghi, AlirezaHos eini, e Hes am- al- din Khodadadi

15.   Pacey, V. et al., 2014. Acuidade proprioceptiva na faixa hipermóvel do joelho em crianças com síndrome de hipermobilidade articular. Pediatric rheumatology online journal, 12, p.40. Disponível em: http:/ / www.ncbi.nlm.nih.gov/ pubmed/ 25278815\ nhttp:/ / w ww.pubmedcentral.nih.gov/ articlerender.fcgi?artid=PMC41 82796.

16.   A Kiik, B.J., Ansell, B.M. & L Bywaters, E.G., 1967. theHypermobility Syndrome* Musculoskeletal Complaints Associated will Generalized Joint Hypermobility. Ann. iheum. Dis, 26, pp.419- 425.

17.   Kamanli, A. et al., 2004. Relação entre os ângulos dos pés e as pontuações de hipermobilidade e avaliação dos tipos de pés em indivíduos hipermóveis. Foot & ankle international, 25(2), pp.101- 6. Disponível em: http:// www.ncbi.nlm.nih.gov/pubmed/14992710

18. Simpson, M.R., 2006. Síndrome de hipermobilidade articular benigna: avaliação, diagnóstico e gestão. Jornal da Associação Americana de Osteopatia, 106(9), pp.531- 536.

19.ClinchJ ,DeereK, SayersA,etal; Epidemiology of generalize djointlaxity (hypermobility) infourteen- year- old children from the UK :a population- bas edevaluatiorrArthritis Rheum2011S ep63(9):2819-27.doi:10.1002/ art.30435.

20.Seckin U, TurB S ,Yilmaz O, etal;The prevalence of joint hype rmobilityamonghighs choolstudents RheumatoUnt.2005May 25(4):260- 3 Epub2004J an24.

21. Sohrbeck- Nohr O, Kristensen J H, Boyle E ,etal ;Generalized joint hyper mobility in childhood disapossible   risk   for   the   development   of   joint   paini nadolescence:acohortstudy.BMCPediatr.2014Dec1014:302. doi:10.1186/ s12887- 014- 0302- 7.

22.Smits-Engels man B,Klerks M, KirbyA; Beightons core :medida válida para hipermobilidade generalizada em crianças Pediatr.2011J an158(1):119-23,123.e1-4 doi:10.1016/ j.jpeds.2010.07.021.Epub2010Sep17.

23. J ResMedSci.2013Oct;18(10):904- 905.Síndrome de hipermobilidade articular benigna em crianças com hérnia inguinal Mas o ud Nazem, P eyman Mottaghi, Aliieza Hos eini, e Hes am- al-din Khodadadi

24. Heighten P, Horan F; Orthopaedic aspects of the Ehleis- Danlos syndrome. J Bone Joint Suig Br. 1969 Aug 51(3):444- 53.

2 5.Simmonds, J . V. &Keer, R.J., 2008. Hypermobility and the hypermobility syndrome, Part 2: Assessment and management of hypermobility syndrome: Illustrated via case studies. Manual Therapy, 13(2).

26. Lawrence, A., 2014. Síndrome de hipermobilidade articular benigna. Jornal Indiano de Reumatologia, 9(S2), pp.S33- S36.

27. Clark, C., Khattab, A. & Can, E., 2014. Dor crónica generalizada e sintomas neurofisiológicos na síndrome de hipermobilidade articular (J HS). Revista Internacional de Terapia e Reabilitação, 21(2), pp.60- 68.

28. Mulvey MR, Macfarlane GJ , Beasley M, et al. Modest association of joint hypermobility with disabling and limiting musculoskeletal pain: results from a large- scale general population- based survey. Arthritis Care Res (Hoboken) 2013;65:1325.

29. J acob, G. & Grubb, B.P., 2012. Síndrome de Hipermobilidade Articular e Disautonomia. In Primer on the Autonomic Nervous System. pp. 535- 537.

30. Remvig, L., Jensen, D. V. & Ward, R.C., 2007.

Epidemiologia da hipermobilidade articular geral e base para os critérios propostos para a síndrome de hipermobilidade articular benigna: Revisão da literatura. Jornal de Reumatologia, 34(4), pp.804- 809.

31. Grahame, R., 2000. Dor, angústia e hipedaxia articular. Joint, bone, spine : revue du rhumatisme, 67(3), pp.157-63. Disponível em:http:/ / www.ncbi.nlm.nih.gov/ pubmed/ 10875311.

32. Grahame R. Hypermobility: an important but often neglected area within rheumatology. Nat ClinPractRheumatol 2008; 4:522

33. Hakim AJ , Grahame R. High prevalence of joint hypermobility syndrome in clinic referrals to a North London community hospital. Rheumatology 2004; 43 suppl 1:198

34. Zelândia, N., 2011. Directrizes para o diagnóstico e tratamento da Síndrome de Marfan. , pp.1- 5.

35. silleneD. Senn A e Danks D. genetic heterogeneity in osteogenesis imperfecta (heterogeneidade

genética na osteogénese imperfeita). J Med Genet 16 (1979), pp.101- 106.

3 6.Sillence D., osteogenesis imperfecta: an expanding panorama of veriant. : ClinOrthop159 (1981), pp 11- 25

37. Remvig, L., Jensen, D. V. &Ward, R.C.,2007. Epidemiologia da hipermobilidade articular geral e base para os critérios propostos para a síndrome de hipermobilidade articular benigna: Revisão da literatura. Jornal de Reumatologia, 34(4), pp.804- 809.

38. Murray, K.J . & Wbo, P., 2001. Hipermobilidade articular benigna na infância. Rheumatology (Oxford, Inglaterra), 40(5), pp.489- 491.

39. Grahame, R., 1999. Hipermobilidade articular e doenças genéticas do colagénio: estão relacionadas? , pp.188- 191.

40. Tinkle, B. et al., 2017. Síndrome de Ehlers-Danlos hipermóvel (também conhecida como síndrome de Ehlers-Danlos tipo 11 e síndrome de Ehlers-Danlos tipo hipermobilidade): Descrição clínica e história natural. American Journal of Medical Genetics, Parte C: Seminars in Medical Genetics, 175(1), pp.48- 69.

41. Pitcher, D. & Grahame, R., 1982. Prolapso da válvula mitral e articulação hipermobilidade: evidência de uma anomalia sistémica do tecido conjuntivo? Annals of the Rheumatic Diseases, 41(4), pp.352- 354. Disponível em: http://ardbmj.com/content/41/4/352.short.

42. Bale, P.J . et al., 2014. Os critérios de Brighton não conseguem captar as características clínicas características da síndrome de hipermobilidade articular benigna em crianças: Data from the bendy study. Rheumatology (Reino Unido), 53, p.i167. Disponível em: http:/ / www.embase.com/ search/ results?subaction=viewre cord{&}fom=export{&}id=L71520995\ nhttp:/ / dx.doi.org/ 10. 1093/ rheumatology/ keu125.010.

43. Kobayasi, T., 2006. Fibras elásticas dérmicas nas doenças hipermóveis hereditárias. Jornal de Ciências Dermatológicas, 41(3), pp.175-185.

44. Al- Rawi, Z.S. & Al- Rawi, Z.T., 1982. HIPERMOBILIDADE CONJUNTA EM MULHERES COM PROLAPS GENITAL E The Lancet, 319(8287), pp. 1439- 1441.

45. Mastoroudes, H et al., 2013. Prolapso e função sexual em mulheres com síndrome de hipermobilidade articular benigna. BJOG:AnInternationaljournalof Obstetrics and Gynaecology,120(2),pp.187-1

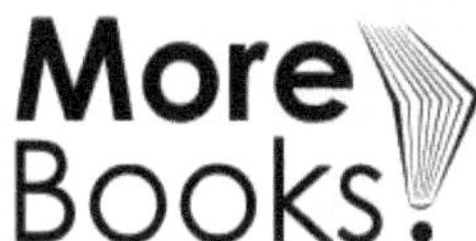

More
Books!

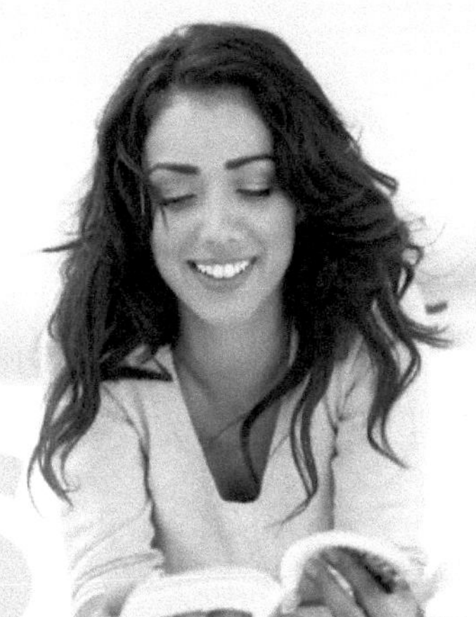

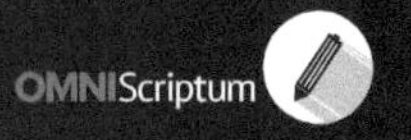

info@omniscriptum.com
www.omniscriptum.com
OMNIScriptum

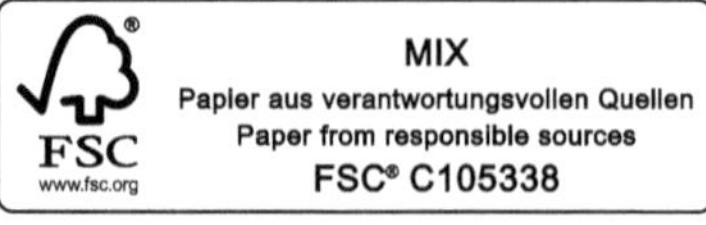

Printed by Books on Demand GmbH, Norderstedt / Germany